Bratislav Stankovic

Análise da quimioterapia na síndrome de transfusão maciça

Bratislav Stankovic

Análise da quimioterapia na síndrome de transfusão maciça

Imprint

Any brand names and product names mentioned in this book are subject to trademark, brand or patent protection and are trademarks or registered trademarks of their respective holders. The use of brand names, product names, common names, trade names, product descriptions etc. even without a particular marking in this work is in no way to be construed to mean that such names may be regarded as unrestricted in respect of trademark and brand protection legislation and could thus be used by anyone.

Cover image: www.ingimage.com

This book is a translation from the original published under ISBN 978-620-2-19784-7.

Publisher:
Sciencia Scripts
is a trademark of
Dodo Books Indian Ocean Ltd. and OmniScriptum S.R.L publishing group

120 High Road, East Finchley, London, N2 9ED, United Kingdom
Str. Armeneasca 28/1, office 1, Chisinau MD-2012, Republic of Moldova, Europe
Printed at: see last page
ISBN: 978-620-7-96520-5

ANÁLISE DA QUIMIOTERAPIA NA SÍNDROME DE TRANSFUSÃO MACIÇA

RESUMO

A transfusão maciça é definida como a transfusão de sangue em quantidades iguais ou superiores ao volume sanguíneo estimado dos doentes durante um período de tempo relativamente curto (3-4 horas). O objetivo do estudo foi analisar a aplicação de quimioterapia no tratamento de doentes com hemorragia maciça aguda e avaliar os resultados dos testes de rastreio da hemostase e da contagem de plaquetas em doentes que receberam transfusões maciças.

Foram feitas tentativas de compensação total dos factores hemostáticos em 24 doentes (14 homens e 10 mulheres, com idades compreendidas entre 23 e 76 anos) com hemorragia cirúrgica aguda maciça não controlada (politraumatismo, aneurisma da aorta abdominal, hemorragia do aparelho digestivo resultante de uma overdose de farina, nado-morto) durante um período de cinco anos, durante o qual o volume de sangue circulante dos doentes foi compensado num período de tempo relativamente curto. A hemorragia cirúrgica foi inicialmente interrompida. O objetivo da quimioterapia era a utilização combinada de glóbulos vermelhos ressuspensos, plasma fresco congelado, crioprecipitado e concentrado de plaquetas para manter o volume sanguíneo circulante e a pressão sanguínea normais dos doentes (pressão sanguínea sistólica de 100 mmHg) com um valor de hemoglobina superior a 100 g/l e um hematócrito superior a 0,30 l/l.

O tratamento transfusional de 24 doentes com hemorragia aguda consistiu numa média de 16 a 18 unidades de glóbulos vermelhos ressuspensos (variando entre 4.880 ml e 5.220 ml); plasma fresco congelado (980 ml a 1.220 ml); crioprecipitado (uma média de 10 a 15 unidades, ou 500-750 ml) e plaquetas concentradas (uma média de 8 a 12 unidades, ou 240 a 360 ml).

No nosso estudo, confirmámos o mecanismo fisiopatológico demonstrado na literatura médica disponível, nomeadamente que, após a transfusão de um grande volume de concentrado de glóbulos vermelhos, se desenvolve uma coagulopatia de diluição, causada por uma queda acentuada do número de plaquetas e uma atividade significativamente reduzida dos factores de coagulação instáveis na circulação do doente.

Palavras-chave: **síndrome de transfusão maciça; hemorragia maciça aguda; coagulação intravascular disseminada; coagulopatia de diluição; quimioterapia; produtos sanguíneos; glóbulos vermelhos ressuspensos; plasma fresco congelado, crioprecipitados; concentrados de plaquetas.**

ANÁLISE DA QUIMIOTERAPIA E DA SÍNDROME DE TRANSFUSÃO MACIÇA

I. INTRODUÇÃO

As transfusões de emergência são utilizadas para salvar vidas que estão vitalmente ameaçadas por transfusões de sangue e/ou produtos sanguíneos (quimioterapia). São realizadas em situações clínicas em que a vida está ameaçada por perda aguda de sangue ou quando é efectuada uma cirurgia urgente após um traumatismo múltiplo, em que se espera uma perda significativa de sangue. Os procedimentos cirúrgicos resultam frequentemente, mas nem sempre, em síndroma de transfusão maciça [1-3].

Os doentes que necessitam de terapia transfusional maciça constituem um grupo heterogéneo em que as complicações resultantes da transfusão de sangue nem sempre podem ser previstas e evitadas a tempo. Cada um destes doentes apresenta um problema particular e requer um tratamento específico [1, 2, 4, 5]. Os doentes que necessitam de uma transfusão maciça apresentam frequentemente condições clínicas extremamente difíceis e uma série de perturbações que, na maioria das vezes, constituem uma indicação para uma transfusão de sangue de emergência [1, 2, 4, 6, 7]: hipoperfusão tecidular, hipovolémia, hipotermia, acidose, hipercaliémia, hiperosmolaridade, lesões extensas e lesões em vários órgãos devido a hipoperfusão e/ou embolia com hipoxia tecidular associada.

O volume de sangue transfundido é, na maioria das vezes, diretamente proporcional à gravidade da lesão e, em particular, ao grau de hiperfusão de órgãos e tecidos que a acompanha. Em condições clínicas tão graves, os maus resultados

dos doentes são muitas vezes atribuídos injustificadamente à transfusão maciça de sangue. Por conseguinte, é imperativo que um médico clínico trate um doente tratado com uma transfusão maciça de sangue, avaliando em particular a desfiguração dos efeitos adversos da lesão ou doença de base, em oposição aos efeitos secundários da transfusão maciça [2, 6, 7].

Os problemas médicos gerais ou cirúrgicos, causados por hipovolémia e hipotensão, representam um risco muito maior para os doentes expostos a uma transfusão de sangue maciça. O tratamento íntimo da perda sanguínea maciça aguda requer: 1) uma avaliação da gravidade da perda sanguínea e do estado do doente antes da hemorragia; 2) uma decisão rápida por parte do médico clínico relativamente à seleção de medidas para compensar o volume de sangue perdido; e 3) monitorização do estado clínico do doente para avaliar os efeitos da reanimação inicial e decidir sobre o tratamento posterior [1, 2, 6].

I. 1 Definição de síndrome de transfusão maciça

A transfusão maciça é definida como a transfusão de quantidades de sangue iguais ou superiores ao volume sanguíneo estimado do doente num período relativamente curto (3-4 horas) ou como a compensação do volume sanguíneo total circulante do doente pela transfusão de sangue alergénico armazenado num período de 24 horas [1-6]. No entanto, para salvar a vida de um doente que sofreu uma perda de sangue aguda maciça (30-50% do volume total de sangue circulante), é necessário transfundir grandes quantidades de sangue num espaço de tempo muito curto. Estas transfusões, embora inferiores ao volume sanguíneo total do doente, devem ser definidas como maciças porque podem causar perturbações homeostáticas graves. Portanto, limitar a definição de transfusão maciça a situações em que mais de um (ou mais) volume(s) de sangue circulante do paciente é compensado em 24 horas não fornece uma definição completa de transfusão maciça [1, 3, 4].

I. 2. Processos metabólicos e de degradação na síndrome de transfusão maciça

As transfusões maciças são utilizadas no tratamento de doentes com choque hemorrágico resultante de ferimentos, cirurgia ou hemorragia grave (geralmente gastrointestinal ou ginecológica). É sabido que o armazenamento do sangue a uma temperatura de $4 \pm 2°C$ não interrompe os processos metabólicos e de degradação, mas torna-os mais lentos, resultando num aumento do teor de hemoglobina livre, potássio, amoníaco e ácido lático, amoníaco e ácido lático no sangue, o desaparecimento da atividade dos factores de coagulação instáveis, uma diminuição da concentração de 2,3 difosfoglicerato (DPG) ou 2,3 DPG e um aumento da acidez, ou seja, uma diminuição do pH do sangue [1-6]. Por estas razões, a transfusão maciça pode ser a causa de uma série de perturbações que dão origem à síndrome de transfusão maciça: desequilíbrio eletrolítico e ácido, transporte deficiente de oxigénio, hipotermia, perturbações devidas à presença de microagregados e perturbações quimiostáticas [6-14]. Outro efeito secundário das transfusões maciças que vale a pena mencionar é a depleção pós-transfusional de factores de coagulação, que pode levar ao desenvolvimento indesejável de uma síndrome hemorrágica. Após a transfusão de um grande volume de sangue armazenado (não fresco) ou de grandes quantidades de glóbulos vermelhos concentrados, desenvolve-se uma coagulopatia de diluição, causada por uma queda súbita no número de plaquetas e uma redução significativa na atividade dos factores de coagulação instáveis na circulação do doente [14-17]. Uma das manifestações clínicas mais importantes da síndrome de transfusão maciça é a hemorragia, geralmente no local da ferida cirúrgica, lesão ou punção; raramente é generalizada com hemorragia na pele ou membranas mucosas [1, 4, 7].

Apesar desta situação dramática, o tratamento frequente de doentes com hemorragia maciça aguda exige uma avaliação rápida das prioridades de tratamento, uma abordagem multidisciplinar bem coordenada e o trabalho de equipa de médicos especialistas de todos os ramos da medicina. Consequentemente, os protocolos normalizados e rígidos para o tratamento destes doentes são menos úteis e não são aplicáveis [1, 2, 4]. Para evitar a utilização injustificada e irracional de hemoprodutos, é muito importante identificar e definir os problemas existentes e potenciais dos doentes, que devem então ser abordados e tratados em equipa, respeitando os princípios modernos dos cuidados transfusionais e da quimioterapia dirigida [1, 2, 6, 8, 9].

I. 3 Riscos potenciais da transfusão maciça rápida na síndrome de transfusão maciça

As transfusões de grandes volumes de sangue enlatado estão associadas a inúmeras complicações. As mais importantes são: 1) hemorragia; 2) alterações metabólicas; 3) embolia gasosa e 4) sobrecarga circulatória (Tabela 1) [1, 18].

Tabela 1. Riscos potenciais da transfusão maciça rápida [1, 18].

RISCO POTENCIAL	CAUSA

O TRANSPORTE DE OXIGÉNIO PIORA	Micro-agregados ; - Sobrecarga do sistema cardiovascular: fluidos ; - Eritrócitos perturbados (defeituosos) ; - Diminuição da concentração de 2-3 DPG (ou seja, deterioração da função da hemoglobina); - DIK ; - SDRA e SMSZ
DISTÚRBIOS HEMOSTÁTICOS	- Diluição e redução da concentração dos factores de coagulação ; - Diminuição da produção de factores de coagulação; ; - DIK
PERTURBAÇÕES ELÉCTRICAS E METABÓLICAS	Hipercaliemia ou hipocaliemia ; - Sobrecarga de sódio; - Perturbações ácido-base ; - Envenenamento por citratos ; - Hipotermia ;
REACÇÕES VAZOACTIVAS	- Ativação do sistema cinina-calicreína ; - Plaquetas e granulócitos danificados.
INCOMPATIBILIDADE SEROLÓGICA	- Reacções pós-transfusionais ;
TRABALHADO POR MNFS-A	- Fortfis les MNFS
SDRA - síndrome de dificuldade respiratória; SMSZ - síndrome de falha multissistémica; MNFS - sistema mononuclear-fagocítico.	

Em doentes com um défice claramente definido em determinadas funções sanguíneas, tais como a perfusão dos tecidos, o transporte de oxigénio/dióxido de carbono ou a hemostase, a melhor forma de terapia é a utilização de hemoprodutos deficientes na forma concentrada. No entanto, o tratamento de doentes com perda de sangue maciça aguda e choque traumático, ou seja, um défice multifatorial na oxigenação do sangue e/ou na função hemostática ou com o início de uma resposta sistémica à lesão, é um pouco diferente. Anteriormente, considerava-se que, nestes doentes, era mais adequado utilizar sangue total "fresco", a partir da aplicação de produtos hematológicos individuais [1, 2, 16-9].

Uma das manifestações clínicas mais significativas da síndrome de transfusão maciça é a hemorragia, mais frequentemente de feridas, feridas cirúrgicas ou marcas de punção, mais raramente generalizada à pele ou membranas mucosas [1, 2, 6, 8]. Estas hemorragias patológicas são, na maioria das vezes, difusas e contrariam os esforços para atingir a hemostase, aumentando a necessidade atual e futura de transfusões de sangue dos doentes [18].

O aparecimento e a intensidade dos efeitos secundários da transfusão maciça devem ser considerados no contexto da sintomatologia geral da lesão/desordem (como a disfunção respiratória, cardiovascular, hepática e renal). A sintomatologia sistémica ou generalizada do choque traumático e/ou hipovolémico tem, obviamente, um impacto importante nas funções globais do organismo, pelo que os possíveis efeitos benéficos e prejudiciais da quimioterapia maciça devem ser avaliados antes da introdução deste tratamento [6, 12, 16-9].

O armazenamento do sangue a temperaturas de $4 \pm 2°C$ não pára os processos metabólicos e de degradação, mas apenas os abranda, resultando num aumento do teor de hemoglobina livre, potássio, amónio e ácido lático no sangue coagulado, numa diminuição da atividade dos factores lábeis da coagulação, numa concentração de 2,3 DPG e num aumento da acidez, ou seja, numa diminuição do pH do sangue [1, 2, 16-20].

A transfusão maciça, ao desencadear processos metabólicos e a degradação do sangue armazenado, pode causar uma série de perturbações que constituem uma síndrome de transfusão maciça: desequilíbrio eletrolítico e acidose, perturbações do transporte de oxigénio, hipotermia, perturbações devidas à presença de microagregados e perturbações da hemostase [1, 2, 3, 6 , 8, 9, 11, 21-6]. Outros efeitos adversos da transfusão maciça incluem a depressão pós-transfusional dos factores de coagulação, que pode levar ao desenvolvimento de uma síndrome hemorrágica. Após a transfusão de um grande volume de sangue armazenado (mas não de sangue armazenado "fresco"), ou de grandes quantidades de sangue esgotado, desenvolve-se uma coagulopatia dilucional, devido a uma redução significativa do número de plaquetas e a uma redução significativa dos factores activadores da coagulação na circulação do doente [1-3, 11, 27-33].

Sabe-se que a absorção e, em particular, o armazenamento do sangue total pode resultar em numerosas alterações bioquímicas e biofísicas que não podem ser ignoradas quando é necessário transfundir grandes quantidades de eritrócitos, plaquetas e factores activos do sistema de coagulação ou outros ingredientes plasmáticos funcionalmente preservados. Estas alterações durante o armazenamento de sangue enlatado podem ser classificadas em três grupos: 1) redução do número e/ou funções ou ativação de ingredientes celulares e plasmáticos individuais; 2) ocorrência de alterações "degenerativas" com subsequente produção de partículas e materiais potencialmente nocivos; e 3) presença ou acumulação de substâncias condicionalmente tóxicas (por exemplo, citrato da solução conservante anticoagulante, excesso de sódio). Estas podem ser diretamente responsáveis pelo aparecimento e intensidade de algumas das complicações da transfusão maciça e rápida de sangue armazenado [12, 16-9].

A perturbação hemostática nas transfusões maciças deve-se apenas parcialmente ao efeito de diluição das plaquetas e dos factores de coagulação com transfusões maciças em que as baixas concentrações de factores são obstruídas e as plaquetas são hemostaticamente eficazes [34].

O número de plaquetas com capacidade hemostática no sangue conservado diminui rapidamente. Após três dias, o sangue conservado praticamente não contém plaquetas funcionalmente eficazes. A concentração do fator de coagulação diminui no sangue conservado. A diminuição da concentração do fator de coagulação no sangue conservado é proporcional ao tempo decorrido entre a colheita de sangue de um dador voluntário e a sua aplicação. A meia-vida (T 1/2) do fator VIII e das plaquetas no sangue armazenado é de aproximadamente 24 horas. A semi-vida de atividade (T 1/2) do fator V é de 35 dias. Após 3 semanas consecutivas, a concentração dos factores de coagulação V e VIII desce para 5-15%, e o fator XI situa-se em cerca de 20% dos valores normais. Do exposto resulta claro que a transfusão de sangue armazenado há mais de 24 horas não fornece a concentração de fator VIII e de plaquetas necessária para a hemostase. Com transfusões de sangue com menos de sete dias, o paciente recebe quantidades suficientes de fator V e osteofactor de coagulação [18].

As diferenças clínicas e também os efeitos secundários da transfusão de sangue "fresco" ou "armazenado" mantido como parte de uma transfusão maciça foram e continuam a ser objeto de ensaios clínicos. Ainda não é fácil distinguir as complicações causadas pela transfusão maciça das complicações causadas pelo choque traumático e/ou pela perda aguda de sangue, daí a indicação para a transfusão maciça. Por conseguinte, são necessários mais estudos para identificar e definir melhor as diferenças entre os efeitos adversos causados pela perda sanguínea maciça aguda e os efeitos adversos da transfusão sanguínea maciça. É, portanto, necessário utilizar certos hemoprodutos de forma racional e atempada, de acordo com os princípios da moderna quimioterapia dirigida [1, 2].

I. 4 Tratamento transfusional em caso de hemorragia maciça aguda e cirurgia não controlada

No caso de hemorragia cirúrgica maciça aguda não controlada, quando o volume circulante do doente está compensado, não são apropriadas tentativas de recuperação total dos factores hemostáticos para conseguir uma hemostase adequada. É necessário, em primeiro lugar, estancar a hemorragia. A utilização combinada de soluções de infusão de sangue total, eritrócitos, colóides ou cristalóides deve permitir manter um volume sanguíneo circulante e uma pressão arterial normais, bem como uma concentração de hemoglobina (Hb) superior a 100 g/l ou um hematócrito (Hct) superior a 0,30 l/l [1].

Para evitar a utilização injustificada e irracional de sangue e/ou hemoderivados, é importante identificar e definir os problemas existentes e potenciais em doentes com perdas agudas de sangue que devem ser evitados através de transfusões maciças de sangue e/ou hemoderivados, de acordo com os modernos cuidados transfusionais prionciclistas [1, 6]. Se a compensação do volume de sangue perdido for igual ou superior a 0,2 L/hora, isso indica provavelmente a existência de uma hemorragia cirúrgica nos doentes, o que requer principalmente cuidados cirúrgicos (hemostase cirúrgica) nas feridas das quais o doente está a sangrar. A utilização de um produto hemostático (plasma fresco congelado, crioprecipitado ou preparações comerciais de concentrados de factores de coagulação individuais) está indicada quando a hemorragia é causada por deficiência de factores de hemostase e não por hemorragia cirúrgica de um vaso grande lesionado [1, 10].

A terapia mais complexa na prática clínica é a terapia da coagulação intravascular disseminada (CID), que é uma das condições clínicas mais vitais para o doente. Na coagulação intravascular disseminada, deve utilizar-se plaquetas concentradas (1 unidade / 10 kgtm) como um dos produtos hemostáticos; plasma fresco congelado (PFC) - 12 ml / kgtm ou crioprecipitado (1 - 1,5 unidades / 10 kgtm) com outros tratamentos medicamentosos [1, 2, 6, 11].

Os doentes que necessitam de tratamento por transfusão maciça de sangue pertencem principalmente ao grupo de lesões múltiplas graves. Nesses pacientes, nem sempre é possível distinguir as complicações causadas pela doença de base daquelas causadas ou potencializadas pela transfusão maciça de sangue e/ou hemoderivados [12].

A urgência da quimioterapia devido ao risco potencial de perda rápida da vida do doente pode causar ansiedade e tensão, bem como no pessoal médico responsável pela gestão imediata da hemorragia e no pessoal responsável pelo fornecimento de sangue para transfusão de emergência [4, 6].

Nestas circunstâncias, é muito fácil encontrar erros que podem pôr diretamente em perigo a vida dos doentes ou ser a causa de uma utilização e consumo irracionais de certos produtos hematológicos, muitas vezes deficientes. Por isso, se for possível planear antecipadamente uma transfusão maciça, a instituição transfusiológica deve ser informada em pormenor sobre o estado clínico do doente para poder fornecer a quimioterapia mais adequada. Nesta altura, as normas transfusionais não serão aplicadas, exigindo que o transfusionista prepare e forneça primeiro o sangue com o prazo de validade mais curto [6].

Anteriormente, considerava-se que, na terapia transfusional de perdas sanguíneas maciças agudas, era necessária a aplicação de sangue total "fresco" (até um dia de idade), com o objetivo de prevenir ou corrigir distúrbios hemostáticos, para além de compensar os eritrócitos perdidos [1, 2]. No entanto, a introdução da moderna quimioterapia dirigida na prática clínica alterou esta atitude, de acordo com o conceito de que a utilização de sangue puramente "fresco" (sangue "não arrefecido" transfundido imediatamente após a colheita de sangue) é necessária para prevenir ou corrigir distúrbios hemostáticos, para além de compensar os eritrócitos perdidos [1, 2].

(ou um fornecedor voluntário) é insuficientemente eficaz no tratamento da maioria dos doentes com perdas de sangue maciças e agudas, mas também é frequentemente irracional na gestão da transfusão destes doentes [1, 2, 6].

A quimioterapia justifica-se quando o benefício da sua aplicação ultrapassa inquestionavelmente a probabilidade de efeitos adversos. Ao fazê-lo, é importante tomar a decisão correta, escolhendo o tipo ideal e o volume hemopédico mais benéfico aplicado, bem como o termo mais apropriado para a transfusão em relação à dinâmica da homeostase sanguínea [12-4].

Nos esforços para proteger os doentes dos efeitos adversos da quimioterapia aquando da aplicação de transfusões maciças de sangue e/ou de hemoprodutos, é possível obter muitos resultados aderindo ao princípio da quimioterapia direcionada ou utilizando apenas o componente em falta da mancha de sangue. Os testes laboratoriais e as medidas preventivas não são tão sofisticados que possam oferecer uma proteção completa contra a ocorrência de todos os tipos de efeitos adversos da quimioterapia em todas as situações. Por conseguinte, a quimioterapia só deve ser aplicada quando se justifica plenamente e quando as indicações reais para a aplicação da quimioterapia são respeitadas e quando, por razões objectivas, as alternativas existentes aos produtos hematopoiéticos alogénicos não são indicadas [12, 15].

A deficiência do cordão hemostático deve ser confirmada não só pelo estado clínico do doente, mas também pelos resultados laboratoriais. Testes laboratoriais realizados em doentes com perda aguda de sangue e deficiência de factores hemostáticos. antes da inclusão de uma transfusão maciça, um hemograma completo (contagem de eritrócitos e parâmetros eritrocitários, concentração de hemoglobina e nível de hematócrito, contagem de plaquetas, tempo de hemorragia, tempo de protrombina e tempo de tromboplastina parcial ativa, concentração de fibrinogénio e factores de coagulação individuais, fibrina e produtos de degradação do fibrinogénio e dímeros D) [1, 6, 10, 20, 21].

Os resultados dos testes de rastreio na síndrome de transfusão maciça mostram uma contagem reduzida de plaquetas, com atividade prolongada do tempo de tromboplastina parcial ativa (aPTT) e do tempo de protrombina (PT), bem como um tempo de trombina (TV) normal. Durante uma transfusão maciça, a hemostase deve ser monitorizada através de testes laboratoriais e a frequência dos testes e a necessidade de quimioterapia de substituição devem ser avaliadas com base nos resultados dos testes de hemostase. Muitas vezes, é necessário efetuar um diagnóstico laboratorial diferencial de síndrome hemorrágico como consequência de uma transfusão ligeira ou de coagulação intravascular disseminada (DIK). Numa síndrome hemorrágica que se segue a um bloqueio transfusional maciço, o tempo de trombina (TT) e a concentração de fibrinogénio encontram-se dentro dos valores normais. Em contrapartida, na síndrome hemorrágica resultante de uma coagulação intravascular desinfectada (DIK), temos um tempo de tromboplastina do doente (aPTT), um tempo de trombina (TT) e um tempo de protrombina (PT) prolongados e activos, enquanto a concentração de fibrinogénio e de outros factores de coagulação está reduzida, e as concentrações de precursores de degradação do fibrinogénio (FDP) e de produtos de degradação da fibrina (fdp) aumentam, com valores elevados de D-dímero [1, 2, 6, 9, 10, 30, 35].

Os efeitos da transfusão maciça no aparecimento e/ou na deterioração da insuficiência respiratória, nas perturbações da hemostase e na deterioração da função metabólica, no desequilíbrio eletrolítico, na hipotermia, na insuficiência multissistémica e na síndrome de imunossupressão são objeto de investigação suplementar. O pessoal médico precisa de saber o mais possível sobre a etiopatogénese das possíveis complicações da quimioterapia maciça, incluindo os mecanismos iatrogénicos. Devido à complexidade da etiopatogénese e da apresentação clínica destas complicações, o nome síndrome de transfusão sanguínea maciça é apropriado [1, 16-9].

De acordo com alguns estudos estrangeiros [36], a gestão transfusional de doentes politraumatizados em tempo de paz deve começar por substituir o volume de sangue perdido por eritrócitos ressuspensos (RES.ER) até o doente ser transportado para um nível superior de cuidados (estabelecimentos hospitalares). A infusão simultânea de plasma fresco congelado (FFP) é oferecida antes da cirurgia. De acordo com as recomendações deste estudo [36], o rácio entre o volume de RES. ER e o plasma fresco congelado deve ser de 1:1. A experiência na gestão de feridas de guerra é semelhante, sugerindo que a compensação simultânea de RES. ER: e PFC deve ser efectuada numa proporção de 1:1 como parte da terapia transfusional de suporte [36]. Outros estudos [37] recomendam a indução transfusional para restauração do volume circulatório perdido com transfusões de RES. ER numa dose de 40-60 ml/kg TM até se atingir Hb 100 g/l e Hct 0,30 l/l [36, 37].

São necessários mais ensaios clínicos para um diagnóstico mais rápido e uma melhor definição da diferença entre os efeitos nocivos causados pela perda sanguínea maciça aguda e pela transfusão sanguínea maciça, bem como para a utilização racional e atempada de certos produtos químicos que contêm os factores hemostáticos necessários [2,. 3. 29, 38, 39].

Com base na experiência adquirida em alguns estudos estrangeiros [24-6], foi formulada uma hipótese operacional: "Se, em doentes com perdas de sangue maciças e agudas, forem aplicadas medidas imediatas o mais rapidamente possível durante o transporte (hemostase cirúrgica, infusão de soluções intravenosas e distribuição de oxigénio), o volume intravascular será preservado e evitará o desenvolvimento de choque hipovolémico irreversível e de CIVD". [1, 2, 30].

Os **objectivos deste** estudo são analisar a aplicação da quimioterapia no tratamento de doentes que sofrem de hemorragia maciça aguda e avaliar os resultados do rastreio hemostático e dos testes de contagem de plaquetas em doentes que recebem transfusões maciças.

II. <u>MATERIAIS E MÉTODOS</u>

O tratamento transfusional de 24 doentes com hemorragia cirúrgica aguda maciça não controlada (14 homens e 10 mulheres, com idades compreendidas entre os 23 e os 76 anos) foi analisado retrospetivamente no centro hospitalar clínico "Bezanijska Kosa" em Belgrado durante um período de cinco anos. O estudo incluiu 10 pacientes com politraumatismo, 8 pacientes com cirurgia de aneurisma da aorta abdominal, 4 pacientes com hemorragia do trato gastrointestinal após overdose de farinha e duas mulheres com revisão uterina após nado-morto (**tabela 1**).

TABELA 1. NÚMERO DE PACIENTES COM DOENÇA DERIVADA DE TRANSFUSÃO MACIÇA POR ESTADO DE DOENÇA [30].

PATOLÓGICO CONDIÇÃO	NÚMERO DE PACIENTES	RÁCIO PERCENTUAL (%)
POLITRAUMA	10	41.67%
AORTA ABDOMINAL ANEURISM	8	33.33%
SANGLOTTE	4	16.67%
FETUS MORTUS	2	8.33%
TOTAL	24	100%

Em primeiro lugar, todos estes doentes foram submetidos a uma cirurgia adequada e a uma hemostase cirúrgica para evitar mais hemorragias não controladas. Devido ao choque hemorrágico que se avizinhava, o volume de sangue circulante de todos os doentes foi compensado por determinados produtos quimioterapêuticos num período de tempo relativamente curto (3-4 horas). O objetivo da quimioterapia era a utilização combinada de eritrócitos ressuspensos (RES. ER), FFP, CRYO e CP, mantendo assim o volume sanguíneo circulante e a pressão arterial normais dos doentes (pressão arterial sistólica de 100 mmHg) até atingirem Hb 100 g/l, ou seja, Hct 0,30 l/l.

Realizámos um hemograma [Hb (g/l) e Hct (valor l/l)] e monitorizámos os valores dos resultados dos testes de rastreio hemostático em doentes que tinham recebido transfusões maciças [tempo de protrombina (TP) que mede o tempo de coagulação plasmática na presença de concentrações óptimas de tromboplastina tecidular, demonstrando a eficácia das vias extrínsecas da coagulação; tempo de tromboplastina parcial activada; (APTT), que mede o tempo de coagulação após a ativação dos factores de contacto, quando não foi adicionada tromboplastina tecidular; este teste mede, portanto, a atividade das vias intrínsecas da coagulação, enquanto o tempo de trombina (TT) mede o tempo de coagulação após a adição de trombina ao plasma, influenciado pela concentração e pela qualidade do fibrinogénio, dos produtos de degradação da fibrina, da fibrina e da heparina; a concentração de fibrinogénio foi medida e foi realizado um teste de sulfato de protamina] [30]. Para prevenir a ESRD, o teste de hemostase foi repetido a cada 8 horas em pacientes com síndrome de transfusão maciça.

Os parâmetros estatísticos foram utilizados para calcular os valores médios e as percentagens (%) dos parâmetros medidos e os resultados foram apresentados sob a forma de uma tabela e de um gráfico de colunas (histograma).

III.   <u>RESULTADOS</u>

Durante o tratamento transfusional de 24 doentes com hemorragia aguda, foram utilizados, em média, os seguintes materiais: 16 a 18 RES. ER. (aproximadamente 4.880 ml a 5.220 ml); LCP (em média 4 a 5 unidades, ou 980 ml a 1220 ml); CRYA (em média 10 a 15 unidades, ou 500 a 750 ml) e CT (em média 8 a 12 unidades de CT ou 240 a 360 ml). A gestão da transfusão é apresentada na **tabela 2** e no **histograma 1**.

QUADRO 2. CONSUMO MÉDIO DE CERTOS PRODUTOS DE QUIMIOTERAPIA EM DOENTES QUE TENHAM SIDO SUBMETIDOS A UMA TRANSFUSÃO MACIÇA [30].

PATOLÓGICO CONDIÇÃO	NÚMERO OF PACIENTES	PRODUTOS DE QUIMIOTERAPIA MÉDIOS CONSUMO (ml)			
		RES.ER .	PQP	CRYO	PC
POLYTRAUMA	10	2.050130	41090	210110	10050
ABDOMINAL AORTIC ANEURISM	8	1.650110	33080	17080	8040
SANGLOTTE	4	87050	17040	9040	4020

| FETUS MORTUS | 2 | 41030 | 7030 | 3020 | 2010 | |
| TOTAL / MÉDIA | 24 | 4.880320 | 980240 | 500250 | 240120 | |

<u>**LLEGEND :**</u>

- **RES.ER. = ERITRÓCITOS RESSUSPENSOS**
- **FFP = PLASMA FRESCO CONGELADO**
- **CRYO = CRIOPRECIPITADO**
- **PC = CONCENTRADOS DE PLAQUETAS**
- **GIT = TRACTO GASTROINTESTINAL**

[9999]De acordo com as análises laboratoriais, a contagem de plaquetas diminuiu em todos os pacientes que receberam transfusões maciças, sendo 3,2 a 12 vezes menor do que na sala de emergência (70 x 10 /l a 550 x 10 /l), e após a transfusão maciça, a contagem de plaquetas variou de 10 x 10 /l a 150 x 10 /l. [9]Quinze doentes apresentaram uma contagem de plaquetas inferior a 55 x 10 /l após receberem transfusões maciças **(tabela 3, histograma 2).**

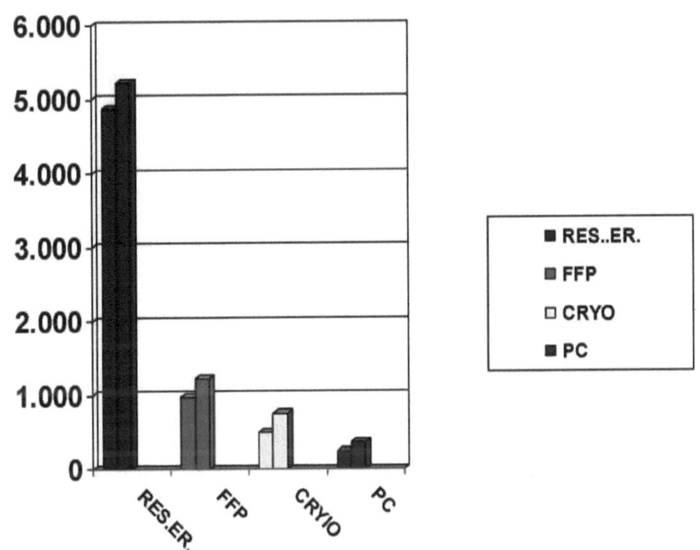

QUADRO 3: EVOLUÇÃO DO NÚMERO DE PLAQUETAS (10 X 10 /l) NA ADMISSÃO E APÓS TRANSFUSÕES MACIÇAS [30].

PATOLÓGICO CONDIÇÃO	NÚMERO DE PACIENTES	NÚMERO DE PLACAS (10 x 10 /l)[9]	
		SOBRE A ADMISSÃO	APÓS TRANSFUSÕES MACIÇAS
POLITRAUMA	10	[9]5 (50 - 53 x 10 /l)	[9]5 (10-15 x10 /l)
		[9]3 (52 - 55 x 10 /l)	[9]3 (60 - 130 x 10 /l)
		[9]2 (450 - 550 x 10 /l)	[9]2 (350 - 470 x 10 /l)
ABDOMINAL AORTIC ANEURISM	8	[9]4 (53 -54 x 10 /l)	[9]4 (45 - 52 x 10 /l)
		[9]3 (460 - 530 x10 /l)	[9]3 (360 - 510 x x10 /l)
		[9]1 (330-440 x 10 /l)	[9]1 (280 - 360 x 10 /l)
SANGLOTTE	4	[9]3 (380 - 450 x 10 /l)	[9]3 (320 - 430 x 10 /l)
		[9]1 (320 - 440 x 10 /l)	[9]1 (280 - 410 x 10 /l)
FETUS MORTUS	2	[9]2 (51-54 x 10 /l)	[9]2 (35 - 52 x 10 /l)

HISTOGRAMA 2. [9]NÚMERO DE PLAQUETAS EM PACIENTES (10 x 10 /l) NA ADMISSÃO E APÓS TRANSFUSÃO MASSIVA, REPRESENTADAS EM GRÁFICOS DE PILARES [30]. doentes (quadro 4, histograma 3)

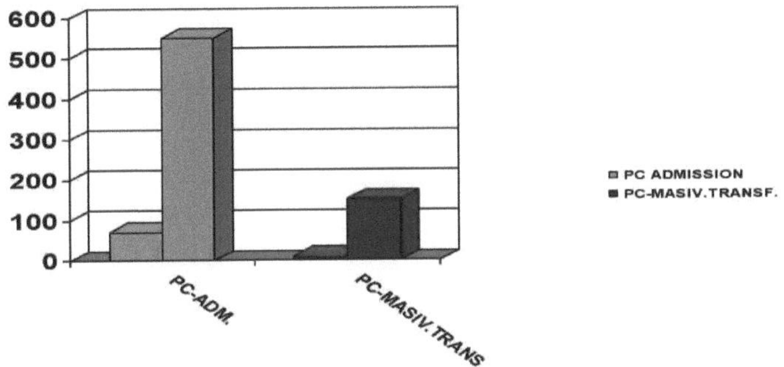

Os resultados dos testes de hemostase foram anormais em 68,6% dos doentes, como se segue: PV, PTT e TT estavam prolongados em 59,5%, 23,1% e 42,5% dos doentes, respetivamente. O fibrinogénio estava reduzido em 23,1% e o teste do sulfato de protamina era positivo em 38,3% dos doentes. Os resultados dos testes de hemostase indicaram coagulação intravascular disseminada em 5 (20,83%) dos doentes.

TABELA 4. NÚMERO DE DOENTES COM UM TESTE QUIMIOSTÁTICO REDUZIDO APÓS TRANSFUSÕES MACIÇAS

PATOLÓGICO CONDIÇÃO	NÚMERO DE PACIENTES	REDUÇÃO DOS VALORES DOS TESTES QUIMIOSTÁTICOS APÓS TRANSFUSÕES MACIÇAS				
		PV	APTT	TT	FIBRI NOGEN	POSITIVO PROTAMINA SULFATO TESTE
POLITRAUMA	10	8 (33.3%)	3 (12.5%)	5 (20.1%)	3 (12.5%)	4 (16.7%)
ABDOMINAL AORTIC ANEURISM	8	6 (25%)	2 (8.3%)	3 (12.5%)	2 (8.3%)	2 (8.3%)
SANGLOTTE	4	1 (4.2%)	1 (4.2%)	1 (4.2%)	1 (4.2%)	2 (8.3%)
FETUS MORTUS	2	1 (4.2%)	-	1 (4.2%)	-	1 (4.2%)
TOTAL NÚMERO/ RAZÃO IN	24 (100%)	14 (59.5%)	6 (23.1%)	10 (42 5%)	6 (23 1%)	9 (38 3%)

HISTOGRAMA 3. RESULTADOS DOS TESTES DE RASTREIO
QUIMIOSTÁTICO EXPRESSOS EM PERCENTAGEM (%) DOS RESULTADOS
PATOLÓGICOS PARA PV, APTT, TT E CONCENTRAÇÃO DE FIBRINOGÉNIO

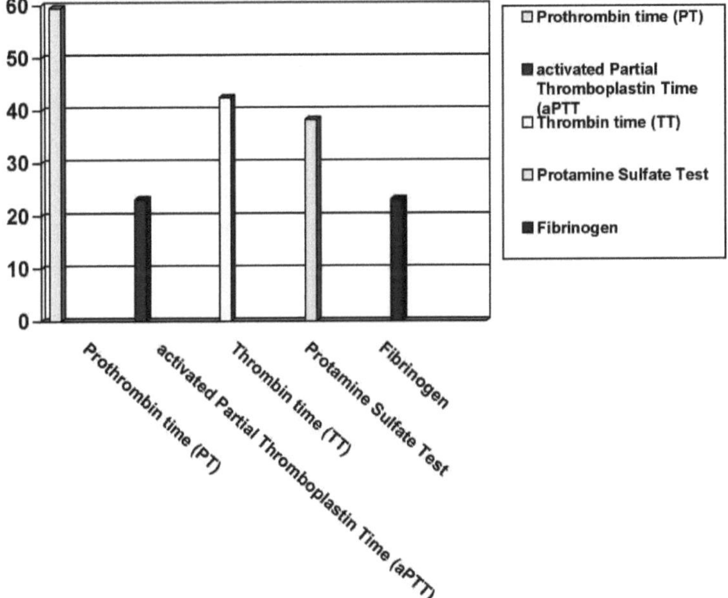

60
50
40
30
20
10
0
Prothrombin time (PT)
activated Partial Thromboplastin Time (aPTT)
Thrombin time (TT)
Protamine Sulfate Test
Fibrinogen
Prothrombin time (PT)
activated Partial Thromboplastin Time (aPTT)
Thrombin time (TT)
Protamine Sulfate Test
Fibrinogen

IV. <u>DISCUSSÃO</u>

As lesões são a principal causa de morte dos jovens adultos com idades compreendidas entre 1 e 44 anos. Segundo dados da Organização Mundial de Saúde (OMS) [36], estima-se que cerca de 5 milhões de pessoas morrem anualmente devido a ferimentos em todo o mundo, com uma taxa de mortalidade de 83,7 por 100 000 habitantes (os acidentes de viação e os ferimentos de guerra estão a aumentar particularmente), pelo que se prevê que o número de politraumatizados aumente drasticamente até 2020. Até 40% destes doentes morrem em consequência de um choque circulatório após uma perda aguda de sangue. Para além do controlo cirúrgico da hemorragia e da reanimação adequada com restauração do volume circulatório, um volume adequado de quimioterapia (sangue e/ou produtos sanguíneos) é crucial para a sobrevivência dos politraumatizados [36-8].

As causas mais comuns de distúrbios de coagulação em pacientes com hemorragia maciça ou transfusão maciça são: a) coagulopatia devido à perda de grupo sanguíneo; b) coagulopatia de diluição; c) coagulopatia de consumo; d) hiperfibrinólise; e) acidose; f) hipotermia; g) anemia e h) desequilíbrio eletrolítico [38].

De acordo com estudos recentes [30, 40-2], a transfusão maciça é definida como a restauração de todo o volume de sangue circulante em 24 horas ou a compensação de 50% do volume de sangue em 3 horas. Em situações de hemorragia aguda, é frequentemente utilizada uma definição baseada na experiência da prática clínica, que envolve a transfusão de 4 ou mais unidades de glóbulos vermelhos numa hora [42].

A transfusão maciça é caracterizada pelo facto de o volume total de sangue transfundido (necessário para uma compensação adequada) e a taxa de transfusão poderem potencialmente exceder as possibilidades dos mecanismos compensatórios para manter o equilíbrio homeostático no sangue do doente [1, 2, 30, 40-2].

Nos doentes com perda sanguínea maciça aguda, devem ser tomadas medidas urgentes durante o transporte (hemostase cirúrgica, infusão de soluções intravenosas e administração de oxigénio) para manter o volume intravascular e evitar o desenvolvimento de um choque hipovolémico irreversível [1, 4, 16].

As experiências do primeiro autor deste estudo e de um grupo de autores da Academia Médica Militar (AMM) de Belgrado [30, 43, 44] mostraram resultados positivos na sobrevivência e recuperação de sangue autólogo intra-operatório, bem como na reinfusão intra-operatória simultânea de sangue autólogo recuperado de um hematotórax não contaminado utilizando o "sistema Pleur-evac" em 25 feridos. Estas pessoas foram classificadas na quarta categoria de emergência ("moribundas") após triagem num hospital de campanha nas zonas afectadas pela guerra na ex-Jugoslávia (1991). Durante o transporte de helicóptero do hospital de campanha para o AMV, foi efectuado um resgate de sangue autólogo intra-operatório e uma reinfusão simultânea de sangue autólogo intra-operatório recuperado de um hematotórax não contaminado, utilizando o "Pleur-evac system" [30, 43, 44]. Estas medidas de emergência aumentam a taxa de sobrevivência dos doentes. A perda aguda de grandes quantidades de sangue representa sempre uma ameaça direta à vida e é uma indicação para uma transfusão maciça de sangue. Os obstáculos à hemostase cirúrgica reduzem consideravelmente a taxa de sobrevivência dos doentes com hemorragia. A hemorragia prolongada e não controlada é a causa de morte em 41% das vítimas de acidentes rodoviários. A heterogeneidade dos doentes cujas vidas são salvas por uma transfusão maciça exige uma abordagem individual que não deixa espaço para protocolos padrão rígidos [1, 30].

Todos os 24 doentes da nossa amostra que receberam transfusões maciças apresentavam evidência de trombocitopenia (ligeira a muito grave), de natureza patológica ou dilucional. [9999]De acordo com as análises laboratoriais, todos os doentes apresentaram uma diminuição da contagem de plaquetas após a transfusão maciça, que foi 3,2 a 12 vezes inferior à contagem de plaquetas na sala de emergência (70 x 10 /l a 550 x 10 /l), enquanto que após transfusões maciças, a contagem de plaquetas variou de 10 x 10 /l a 150 x 10 /l. [9]Quinze doentes apresentaram uma contagem de plaquetas inferior a 55 x 10 /l após receberem transfusões maciças. A queda drástica da contagem de plaquetas após uma transfusão maciça foi compensada pelo número de unidades de plaquetas disponíveis no departamento de transfusão do KBC "Bezanijska Kosa" [1, 30].

O nosso estudo, bem como outros estudos clínicos de maior dimensão [21-6], provaram o postulado principal de que uma queda drástica na contagem de plaquetas (trombocitopenia aparente) ocorre principalmente como resultado de coagulopatia de consumo após transfusões maciças.

A deficiência de factores de coagulação foi adequadamente compensada pela administração de um volume suficiente de PFC e CRYA.

Os resultados dos testes de rastreio relatados em numerosas publicações médicas estrangeiras [1, 15, 17, 31-4, 36, 37] e nacionais [4, 16, 18, 30, 31-4] mostraram que a síndrome de transfusão maciça, para além da redução da contagem de plaquetas, conduz a valores prolongados de TTPA e TP e a valores normais de TT. Os resultados dos nossos testes estão de acordo com as conclusões acima referidas. Por exemplo, os resultados dos testes de rastreio da hemostase foram patológicos em mais de dois terços (68,6%) dos doentes, sendo que a alteração mais frequente foi o prolongamento do TP em quase 60% dos doentes, e o prolongamento do TTPA e TTPA em cerca de um quarto (23,1%) e quase metade (42,5%) dos doentes estudados, respetivamente. Os valores da concentração de fibrinogénio estavam reduzidos em quase um quarto dos doentes estudados (23,1%) e a prova do sulfato de protamina foi positiva em 38,3% dos doentes. Embora os testes de hemostase tenham sido efectuados de oito em oito horas após uma transfusão maciça, um quinto (20,83%) dos doentes desenvolveu DIC.

Neste estudo, tentámos monitorizar e analisar a quimioterapia com síndrome de transfusão maciça num pequeno grupo de doentes durante um período de cinco anos. As possibilidades de terapia de suporte para a hemorragia maciça eram limitadas nas nossas condições. O objetivo deste estudo é comparar a nossa experiência na análise da quimioterapia na síndrome de transfusão maciça com estudos multicêntricos internacionais que incluíram um número muito maior de doentes com síndrome de transfusão maciça, tiveram acesso a uma vasta gama de produtos quimioterápicos em terapia de suporte e realizaram testes laboratoriais mais detalhados para monitorizar o estado hemostático e clínico dos doentes, a fim de prevenir o choque hemorrágico e a DIC [1, 15, 17, 30]. No entanto, os parâmetros analíticos registados nos nossos doentes foram fundamentais e suficientes para a avaliação da hemostase, cuja normalização é largamente decisiva para a eficácia da quimioterapia.

As deficiências do nosso estudo são o facto de, numa análise retrospetiva, ter sido utilizada documentação médica "limitada" e gerida de forma inadequada (sem protocolos de quimioterapia nas enfermarias e departamentos, sem listas completas de transfusões de sangue e/ou produtos de quimioterapia e com registo incompleto de reacções adversas à quimioterapia, ou seja, não cumprindo os princípios legais fundamentais de hemovigilância prescritos pela "Lei da Transfusiologia" [20]). Uma das deficiências deste estudo é o facto de ter seguido um pequeno grupo de doentes com síndrome de transfusão maciça durante um curto período de tempo e num único centro médico em Belgrado, ao contrário de estudos multidisciplinares estrangeiros que incluem várias décadas de investigação com um maior número de doentes em várias instituições médicas.

Por estas razões, deveria ser efectuada mais investigação durante um período mais longo, envolvendo vários hospitais da República da Sérvia e analisando os resultados da quimioterapia numa amostra maior de doentes com síndrome de transfusão maciça. Deveria ser aplicada uma gama mais alargada de testes laboratoriais e deveriam ser utilizadas todas as quantidades necessárias de produtos quimioterapêuticos no tratamento transfusional dos doentes, a fim de prevenir o choque hemorrágico e a DIC.

V. <u>CONCLUSÃO</u>

Este estudo confirmou o mecanismo fisiopatológico encontrado na literatura médica disponível, nomeadamente que a coagulopatia de diluição, causada por uma queda súbita da contagem de plaquetas e uma redução significativa da atividade dos factores de coagulação instáveis na circulação do doente, se desenvolve após a transfusão de grandes volumes de concentrado de glóbulos vermelhos. Devido à rápida diminuição do número de plaquetas, a maioria dos doentes desenvolve uma hemorragia descontrolada da ferida cirúrgica, do ferimento ou do local da punção, que raramente é do tipo generalizado com hemorragia da pele ou das mucosas.

Os resultados dos testes de rastreio obtidos no nosso estudo são consistentes com os resultados relatados em estudos internacionais, e mostraram que a síndrome de transfusão maciça inclui um prolongamento do tempo de tromboplastina parcial activada e do tempo de protrombina e, na maioria dos casos, o valor normal do tempo de trombina (TT), para além de uma contagem reduzida de plaquetas (TV).

Os objectivos do nosso estudo foram plenamente atingidos e a administração de quimioterapia no tratamento de doentes com hemorragia maciça aguda durante um período de cinco anos foi analisada na íntegra. Para além disso, os valores do rastreio hemostático e os resultados da contagem de plaquetas obtidos nos doentes que receberam transfusões maciças foram cuidadosamente avaliados.

VI. <u>REFERÊNCIAS</u> :

Stankovic B, Balint B. Hempoterapia da hipovolemia aguda. Em: Balint B, et al, editores. 1-st ed. Belgrado: Materiais didácticos e de ensino; 2004. p. 297-431.

Taseski J, Balint B, Matkovic D. Síndrome de Transfusão Maciça. Belgrado: Associação da ART da Jugoslávia; 1997.

Kretschmer J, Karger R, Weippert-Kretschmer M. Emergency and massive transfusion Bilt transf 2002; 48 (1-2): 17-25.

Napier JAF. Manual of transfusion therapy. 2ª ed. Chichester: John Wiley & Sons-Ltd; 1995.

Napier JAF. Transfusion therapy: a problem-oriented approach. 1ª ed. Chichester: John Wiley & Sons-Ltd; 1987.

Taseski J, Balint B. Síndrome de transfusão maciça. In: Gligorovic V, Balint B, eds. Clinical transfusiology. Belgrado: Materiais didácticos e pedagógicos; 1998; p. 277-314.

Collins JA, Knudson MM. Metabolic effects of massive transfusion. In: Rossi EC, Simon TC, Moss GS, eds. Principles of transfusion medicine. Baltimore: Williams & Wilkins, 1991; pp. 99-112.

Radovic M, ed. Effets indésirables de la chimiothérapie. Belgrado: Associação da ART da Jugoslávia; 1990.

Radovic M. Quimioterapia dirigida. Belgrado: Associação da ART da Jugoslávia; 1991

Labar B, Hauptmann E, et al, eds. Hematologia. 1ª ed. Zagreb: School book. 2007 : 406-11.

Ross S, Jeter E. Cirurgia de emergência - trauma e transfusão maciça.
In: Petz LD, Swisher SN, Kleinman S, Spence RK, Strauss Rg, eds. Clinical

practice of transfusion medicine (Prática clínica da medicina transfusional). 3ª ed. Nova Iorque: Churchill Livingstone Inc; 1996; p. 563-79.

Balint B, Todorovic M. Hemoterapia - Efeitos secundários indesejáveis. In: Balint B, et al: Balint B, et al, eds. The basic principles of chemotherapy. Belgrado: Cigoja press; 2010. p.383-420.

Stainsby D, MacLennan S, Hamilton PJ. Management of massive blood loss: a template guideline. Br J Anaesth 2000; 85: 487-91.

Tobby LS, Walter HD, Edward LS, Cristopher PS, Ronald GS, editores. Rossi's principles of transfusion nedicine, 3rd edition, Philadelphia: Lippincott Wiliams & Wilkins; 2002.

Eder AF, Chambers LA. Complicações não infecciosas da transfusão de sangue. Arch Pathol Lab Med 2007; 131 (5): 708-18.

Harvey MP, Greenfield TP, Sugrue MF, Rosenfeld D. Transfusão de sangue maciça num hospital terciário de referência. Resultados clínicos e complicações hemostáticas. Med J Aust 1995; 163(7): 356-9.

Sihler KC, Napolitano LM. Complicações da transfusão maciça. Chest 2010; 137(1): 209-20.

Grgicevic D. Transfusão maciça. Em: Jaksic B, Labar B, Grgicevic D et al, editores. Hematology and Transfusiology. 1-st ed. Zagreb : JUMENA, 1989;p. 954-7.

Au BK, Dutton WD, Zaydfudim V, Nunez TC, Yong PP, Cotton BA. Hyperkalemia following massive transfusion in trauma. J Surg Res 2009; 157(2): 284-9.

Callum JL, Nascimento B, Tien H, Rizoli S. Editorial "formula- driven" versus "lab-driven" massive transfusion protocols: antitel a state of clinical equipoise. Transfus Med Rev 2009; 23(4): 247-54.

Mollison PL, Engelfriet CP, Contrares M, editores. Transfusão de sangue in Clinical Medicine. 13ª edição, Oxford, Reino Unido: Blackwel Publisching; 2006.

Vengelen-Tyler V, Benson K, Branch DR, Calhoun L, Dzik WH, Leparc GF, McMilan A, et al, editores. Technical Manual, 12-th ed. Bethesda: American Association of Blood Banks; 1996. p. 115-33.

Collins JA, Murawski K, Shafer AW. Transfusão maciça em cirurgia e trauma. Progress in clinical and biological research. Vol. 108. Nova Iorque: Alan R Liss, 1982.

Dzik WH. Transfusão maciça. In: Churchill H, Kurtz S, editores. Clinical blood transfusion. Oxford: Blackwell Scientific Publications, 1988. p. 211-29.

Collins JA. Recent developments in the are of massive transfusion. World J Surg 1987; 11: 75-81.

Miller RD. Complicações da transfusão maciça de sangue. Anestesiologia 1973; 39: 82-93.

Hewit MPD, Machin SJ. Massive blood transfusion. Br Med J 1986; 300: 107-9.

Younes RN, Aun F, Accioly CG, et al. Soluções hipertónicas no tratamento do choque hupovolémico: um estudo prospetivo e aleatório em doentes admitidos no serviço de urgência. Surgery 1992; 111: 380.

Radovic M. Algumas alterações no corpo após transfusões maciças de sangue. Técnico de Medicina 1973; 1,2: 137-42.

B. Stankovic, G. Stojanovic. Análise da quimioterapia na síndrome de transfusão maciça. Med Pregl 2016; LXIX (1-2): 37-43.

McLoughlin TM, Fontana JL, Alving B, Mongan PD, Bunger R. Profund normovolemic hemodilution: hemostatic effects in patients and in a porcine model. Anesthesia & Analgesia 1996; 83: 459-65.
Ng KF, Lam CC, Chan LC. In vivo effect of hemodilution with saline on

coagulation: a randomized controlled trial. Br J Anesth 2002; 88: 475-80.

Ruttman TG, James MF, Finlayson J. Effects on coagulation of intravenous crystalloid or coloid in patients undergoing peripheral vascular surgery. Br J Anesth 2002; 89: 226-30.

Ruttmann TG. A hemodiluição melhora a coagulação. Br J Anesth 2002; 88: 470-2.

Gligorovic B, Balint B, Calija B, editores. Noções básicas de transfusiologia clínica. Emergency and elective chemotherapy of haemobiological disorders. 1ª edição, Belgrado: Instituto de Transfusão de Sangue da Sérvia, 1996.

S. Zehtabchi, D. K. Nishijima. Prática Clínica Progressiva. Impact of Transfusion of Fresh-frozen Plasma and Packed Red Blood Cells in a 1:1 Ratio on Survival of Emergency Department Patients with Severe Trauma. Academic Emergency Medicine 2009; 16:371-378.

Bhananker SM, Ramaiah R. Tendências na Transfusão de Trauma. International Journal of Critical Illness and Injury Science 2011: 1 (1): 51-56.

Husedzinovic I. Shock and Hypovolemia), In: Grgicevic D et al. Transfusional Medicine in Clinical Practice, Zagreb: Medicinska naklada; 2006. p.325-335.

Jovanovic B, Bumbasirevic VM, Terziski Z, Pandurovic M, Palibrk I, Djukic VR, et al. Coagulopathy in Massive Transfusion, Ata chirurgica iugoslavica 2007; 54(1): 71-75.

Hardy JF, De Moerloose P, Samma M. Massive Transfusion and
Coagulopatia: fisiopatologia e implicações clínicas
Gestão. Can J Anaesth. 2004; 51:293-310.

Stainsby D, MacLennan S, Hamilton PJ. Management of Massive Blood Loss: A template guideline. Br J Anaesth. 2000;85:487-91.

Crosson JT. Transfusão maciça. Clin. Lab. Med. 1996;16:873-82.

B. Stankovic, M. Trkuljic, M. Jeftic, B. Balint. As nossas experiências no tratamento transfusiológico de feridas de guerra. [th] Resumo do 13º Congresso do Comité Médico Militar dos Balcãs. Kusadasi (Turquia) 2008; 1-5 de junho, p. 313.

Stankovic B. Tratamento transfusiológico de vítimas com quimioterapia "alternativa" (produtos sanguíneos alogénicos ou autólogos) em actividades de guerra no território da antiga Jugoslávia Scientific Journal of Emergency Medicine HALO 194, 2015; 21(3):169-180

Tabela de conteúdos

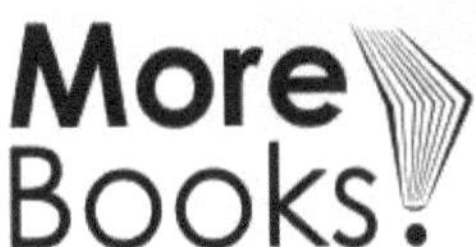

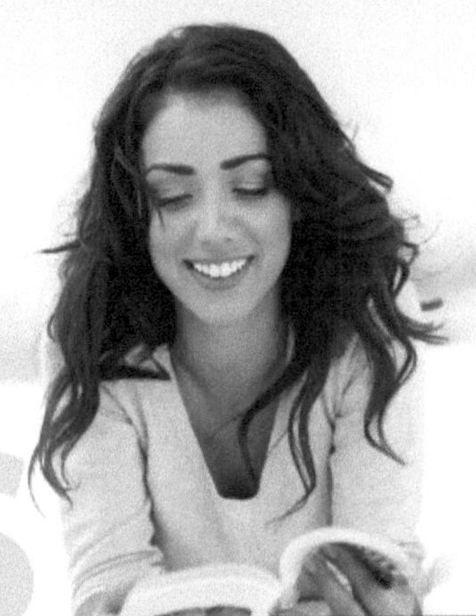

I want morebooks!

Buy your books fast and straightforward online - at one of world's fastest growing online book stores! Environmentally sound due to Print-on-Demand technologies.

Buy your books online at
www.morebooks.shop

Compre os seus livros mais rápido e diretamente na internet, em uma das livrarias on-line com o maior crescimento no mundo! Produção que protege o meio ambiente através das tecnologias de impressão sob demanda.

Compre os seus livros on-line em
www.morebooks.shop

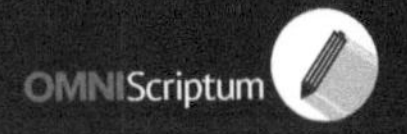

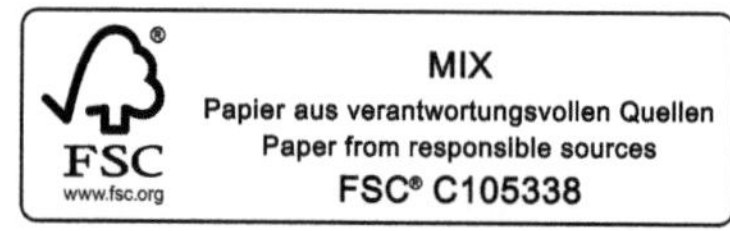

Printed by Books on Demand GmbH, Norderstedt / Germany